TRAITEMENT CHIRURGICAL

DES

CANCERS UTÉRINS

INOPÉRABLES

PAR

Le Dr Albert de GIVERDEY

AX-EXTERNE DES HÔPITAUX DE LYON

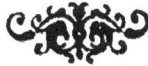

LYON

IMPRIMERIE NOUVELLE LYONNAISE

3, rue Sainte-Catherine, 3

1891

TRAITEMENT CHIRURGICAL

DES

CANCERS UTÉRINS INOPÉRABLES

TRAITEMENT CHIRURGICAL

DES

CANCERS UTÉRINS

INOPÉRABLES

PAR

Le DR Albert de GIVERDEY

EX-EXTERNE DES HÔPITAUX DE LYON

LYON

IMPRIMERIE NOUVELLE LYONNAISE

3, rue Sainte-Catherine, 3

1891

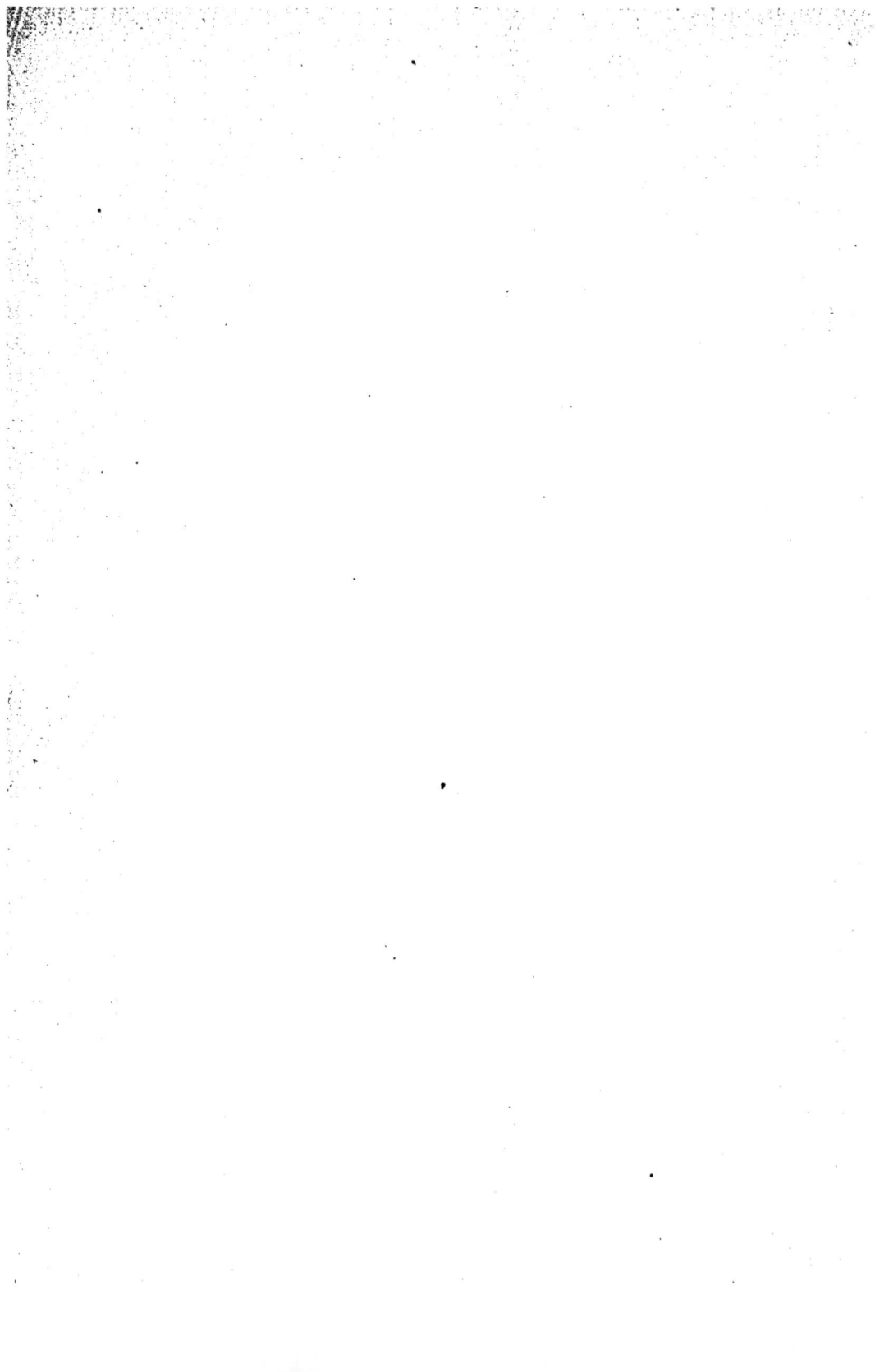

INTRODUCTION

Le cancer utérin ayant dépassé les limites de l'organe et n'étant plus justiciable de l'hystérectomie totale, est généralement considéré comme une affection contre laquelle la thérapeutique est impuissante, et contre les symptômes de laquelle on n'a d'autre ressource que la morphine.

On laisse alors les malheureuses malades se cachectiser, non seulement par les progrès de la maladie, mais encore par des hémorrhagies continuelles, par des pertes hydropyorrhéiques, plus ou moins abondantes, et par des douleurs dues à la rétention dans la cavité utérine des produits sécrétés par l'utérus malade.

M. le professeur agrégé Condamin, nous a suggéré l'idée de faire de l'étude d'un mode parti-

2

culier de traitement employé dans ces cas à la clinique gynécologique de Lyon, le sujet de notre thèse inaugurale.

Notre travail comprendra quatre chapitres.

Dans le premier, nous étudierons les signes qui nous permettent d'affirmer à peu près sûrement, si le cancer utérin a dépassé les limites de l'organe.

Dans le second, nous examinerons quelques complications des cancers utérins et notamment celles contre lesquelles la méthode que nous proposons permet le plus particulièrement de lutter.

Dans le troisième, nous passerons en revue les différents modes de traitement qui ont été préconisés jusqu'à aujourd'hui contre l'affection qui nous occupe.

Enfin, dans le quatrième, nous décrirons la méthode employée à la clinique gynécologique de Lyon.

Mais avant d'aborder notre sujet nous sommes heureux de profiter de l'occasion qui nous est offerte de remercier ici les maîtres à qui nous devons notre instruction médicale.

M. le professeur Laroyenne, envers qui nous avons contracté une dette de reconnaissance toute spéciale, pour le dévouement avec lequel il a prodigué ses soins à notre belle-mère, a bien voulu nous faire l'honneur d'accepter la présidence de notre thèse, qu'il reçoive ici l'expression de notre profonde gratitude.

C'est à M. le professeur agrégé Condamin que nous devons l'idée première de cette thèse, c'est grâce à ses conseils que nous avons pu, malgré notre inexpérience, mener à bien notre modeste travail; nous tenons à lui en exprimer toute notre reconnaissance.

Que nos maîtres dans les hôpitaux, MM. les professeurs Lépine et Poncet, MM. Vincent, Audry, reçoivent, ici, tous nos remerciements, pour la bienveillance qu'ils nous ont témoignée pendant que nous avons eu l'honneur d'être leur externe.

———

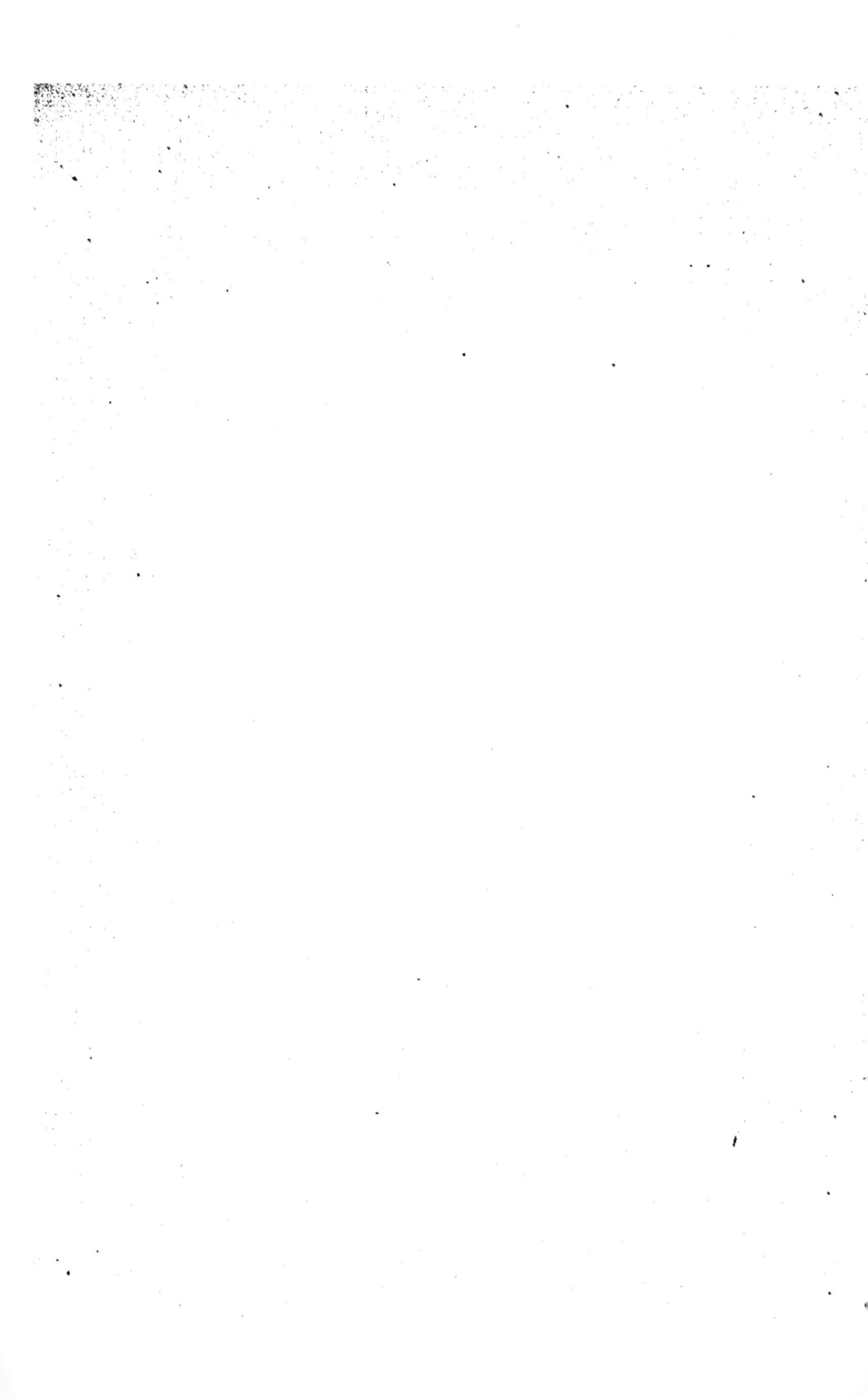

TRAITEMENT CHIRURGICAL

DES

CANCERS UTÉRINS INOPÉRABLES

CHAPITRE I

CE QU'ON ENTEND PAR CANCER INOPÉRABLE. — DIAGNOSTIC DE L'INOPÉRABILITÉ DU CANCER UTÉRIN

Un cancer quelconque n'étant justiciable d'une opération radicale que lorsque l'on a la certitude de dépasser largement les limites du mal, on désignera sous le nom de cancer inopérable, tout cancer qui aura envahi les parties environnantes de telle façon qu'une ablation totale de toute la néoplasie soit impossible.

L'ablation incomplète d'un cancer est une opération non seulement inutile, mais encore une opération nuisible, car le plus souvent elle ne fait que donner un coup de fouet à la marche de la maladie ; il importe donc, à un très haut degré, lorsqu'on se trouve en présence d'une femme atteinte d'un cancer de l'utérus, de faire le plus tôt possible un diagnostic exact de la nature de la lésion et des limites dans lesquelles elle est encore renfermée. Au début, alors que l'épithéliome du col est encore circonscrit, l'hystérectomie vaginale pourra procurer à la malade, sinon la guérison définitive, du moins une survie assez longue avec des conditions d'existence relativement bonnes, tandis que plus tard, lorsque les tissus voisins seront envahis, la seule ressource consistera dans l'application du traitement palliatif et en particulier dans le mode de traitement que nous proposons.

Il existe un certain nombre de signes relativement faciles à percevoir, qui permettent de poser d'une façon à peu près absolue, l'indication de l'opérabilité ou de la non-opérabilité du cancer du col de l'utérus et que nous allons passer en revue. Ces signes étant en rapport avec l'extension du néoplasme aux organes qui entourent l'utérus primitivement atteint, nous aurons à étudier successivement les symptômes qui accompagnent l'envahissement par le néoplasme, du vagin, des ligaments suspenseurs de l'utérus, du tissu cellulaire pelvien, du rectum, des ganglions, des voies urinaires supérieures, urétères, reins.

Vagin. — L'envahissement du vagin est extrêmement fréquent, Wagner le considère comme cons-

tant, Blau l'a constaté 75 fois sur 93 cas (1). Le
toucher permettra d'apprécier l'état du vagin, de se
rendre compte de la souplesse de la muqueuse, de la
profondeur des culs-de-sac et de leur dépressibilité,
et il donnera de l'état des parties, une idée bien plus
exacte que l'examen au spéculum. Le plus souvent,
lorsque les parois du vagin seront envahies, on ne
trouvera pas de ligne de démarcation entre la lésion
du col et la lésion du vagin, c'est-à-dire que les culs-
de-sac seront pris dans toute leur étendue. Si les
culs-de-sac étaient libres, les granulations qui siègent
sur le vagin pourraient être simplement le fait d'une
vaginité concomittante, due à la présence de sécrétions plus ou moins irritantes, provenant du col
malade.

Il arrive pourtant fréquemment, surtout dans la
forme dite papillaire, en chou-fleur, que l'envahissement des parois du vagin se fait par suite du contact
direct de la néoplasie et des parois vaginales alors
que pourtant les culs-de-sac restent libres, la propagation se fait alors, pour ainsi dire, par une sorte de
greffe.

Il faudra étudier avec soin l'état des parois du
vagin, suivre successivement la paroi postérieure, les
parois latérales, la paroi antérieure ; il faudra surtout rechercher si la propagation s'est faite à cette
dernière, en arrière on peut encore à la rigueur enlever une portion de la muqueuse vaginale, en avant

(1 Blau. — Thèse de Berlin, 1870.

cela est impossible en raison du peu d'épaisseur qui
sépare le vagin de la vessie.

Enfin l'existence de douleurs vives est presque
toujours l'indice de l'envahissement des parois vaginales (1).

Le premier signe de l'inopérabilité d'un cancer
utérin, et cela d'après l'avis de la grande majorité
des gynécologistes, est donc la propagation aux parois
vaginales et surtout à la paroi antérieure en raison
de son peu d'épaisseur et de la facilité avec laquelle
elle se laisse traverser par la néoplasie.

La propagation de la tumeur à la vessie est une
contre-indication absolue à l'intervention radicale,
et nous croyons qu'à l'heure actuelle bien peu de
chirurgiens partagent l'opinion de Mikulicz, disant :
« Tant que l'on regardera la vessie et le rectum
« comme des noli me tangere, aussi longtemps l'ex-
« tirpation de l'utérus ne donnera pas tous les résul-
« tats désirables ; il ne faut pas craindre d'attaquer
« franchement le rectum et la vessie qui ne sont pas
« des organes indispensables à la vie » (2). Cet envahissement de la vessie se reconnaîtra aux signes
propres aux tumeurs de cet organe : il y aura des
hématuries survenant sans cause occasionnelle don-
nant aux urines une teinte rouge uniforme, il y aura
des phénomènes de cystite, on pourra trouver dans
le dépôt des urines des débris de la tumeur dont l'examen microscopique fera reconnaître la nature ; enfin,

---

(1) Verchère. — *France Médicale*, mars 1888.
(2) Mikulicz. — Cité par Schwartz, (*Revue de Chirurgie*, 1882).

par le cathétérisme, on arrivera sur une surface molle, inégale, saignant au moindre contact, ce qui sera l'indice du développement de noyaux secondaires à la face interne de la vessie.

Ligaments larges. — Nous devons rechercher en second lieu à nous rendre compte de l'état des ligaments larges ; il est une précaution indispensable à prendre avant de se livrer à cette recherche, c'est d'endormir les malades. L'examen est douloureux, les malades se contractent et malgré toute leur bonne volonté, il est souvent difficile de se rendre compte dans ces conditions, de l'état des ligaments suspenseurs de l'utérus et des organes pelviens.

Le palper bimanuel rendra dans cette exploration les plus grands services, il permettra de reconnaître le volume de l'utérus qui est le plus souvent très augmenté, et de sentir en cas de propagation, de chaque côté de cet organe, des masses indurées ou simplement une dureté particulière des ligaments larges qui indique alors une véritable infiltration cancéreuse.

Mais le renseignement le plus précieux fourni par le palper bimanuel, est celui de l'état de mobilité ou de non-mobilité fourni par l'utérus. A l'état normal, cet organe est mobile dans tous les sens, surtout dans celui de la hauteur, rien de plus facile en effet, que de l'attirer à la vulve au moyen d'une pince de Museux ou de le renvoyer, par le palper bimanuel, de la main abdominale au doigt introduit dans le vagin et reposant sur le col. Lorsque au contraire,

les ligaments larges et le tissu cellulaire pelvien
sont envahis par la néoplasie, il n'en est plus ainsi,
l'utérus est complètement fixé dans sa situation, il
est impossible de lui imprimer le moindre mouvement, soit en essayant de l'attirer à la vulve au
moyen d'une pince de Museux, soit par le palper
bimanuel, « on dirait que l'utérus a été coulé dans
« une sorte de gangue solidifiable qui l'a enclavé
« dans le petit bassin, de façon à s'opposer à tout
« mouvement (1) ».

En outre, lorsque le tissu cellulaire pelvien et les
ligaments larges seront envahis, la malade accusera
des douleurs parfois très vives dans les reins, des
douleurs irradiées dans la fesse, dans la partie
antéro-supérieure de la cuisse, de l'œdême des mem-
bres inférieurs, symptômes dus aux phénomènes de
compression par le néoplasme, des vaisseaux et
nerfs du membre inférieur dans leur passage à tra-
vers le petit bassin.

Les ligaments larges peuvent être envahis et l'utérus peut malgré cela conserver, surtout au début,
un certain degré de mobilité ; le procédé d'exploration dû à Schrœder rendra dans ces cas de
grands services. Schrœder, pratique simultanément
le toucher vaginal et le toucher rectal, et fait en
même temps abaisser l'utérus par un aide, il sent
ainsi filer entre ses doigts les ligaments larges, ce
qui permet de reconnaître la présence de trainées
cancéreuses espacées en grains de chapelet, ce qui

---

(1) S. Pozzi. — *Traité de Gynécologie.*

indique la propagation aux annexes et la contre-indication de tout acte opératoire.

Rectum. — Le toucher rectal permettra de
reconnaître l'état de la portion terminale de l'intes-
tin. Le rectum est envahi bien moins souvent que la
vessie et les fistules recto-vaginales consécutives à
l'ulcération d'un noyau cancéreux situé dans l'épaisseur de la cloison recto-vaginale sont beaucoup plus
rares que les fistules vésico-vaginales ; sur 218 cas,
Wagner n'a trouvé que 28 fistules recto-vaginales.

Combiné avec le toucher vaginal, un doigt étant
introduit dans le rectum, l'autre dans le vagin, il
permettra de se rendre un compte exact de l'état de
la cloison recto-vaginale, de sa souplesse, ou de son
induration et de la présence possible dans son épaisseur, de noyaux cancéreux. M. le professeur
Fochier, insiste beaucoup sur l'importance du toucher rectal, à l'aide duquel on peut, alors que d'autres signes de généralisation manquent, constater
la présence d'un petit prolongement, partant des
bords de l'utérus et accompagnant le trajet des urétères. On a pu également dans quelques cas, reconnaître au moyen du toucher rectal, la présence de
noyaux cancéreux dans l'épaisseur des ligaments
utéro-sacrés.

Urétères et reins. — Des douleurs vésicales et
des douleurs rénales indiqueront la propagation du
néoplasme aux urétères, et la compression de ces
canaux sur les côtés du col de l'utérus. Cette com-

pression des urétères amène consécutivement leur dilatation remontant jusqu'aux bassinets, puis des phénomènes de néphrite interstitielle, plus rarement des phénomènes de pyélo-néphrite, et enfin on voit souvent les malades succomber avec des symptômes d'urémie dus à l'insuffisance rénale.

Ganglions. — L'état des ganglions pourra donner des renseignements importants au point de vue de l'intervention. Il est évident que si les ganglions sont pris, il est inutile de songer à opérer.

Parmi les ganglions les plus souvent atteints, il faut citer en première ligne les ganglions lombaires, viennent ensuite les ganglions inguinaux et à ce sujet il faut être prévenu d'une particularité, c'est qu'ils peuvent être pris sans que le néoplasme se soit étendu au vagin ; en effet les lymphatiques du col communiquent avec ceux du corps utérin lesquels sont eux-mêmes reliés aux ganglions inguinaux par des vaisseaux lymphatiques qui accompagnent les ligaments ronds (1).

Il en résulte qu'il faut examiner avec le plus grand soin la région inguinale, où l'on pourra trouver des signes de généralisation alors qu'ils manqueront encore du côté du vagin.

Il faudra aussi avoir soin de rechercher la présence de ganglions dégénérés dans le creux sus-claviculaire gauche. Troissier a attiré l'attention sur cette localisation lointaine de la généralisation qu'il

(1) BARAUD, — Thèse de Paris, 89.

a attribuée à l'infection directe des ganglions par le reflux de la lymphe contaminée au niveau du coude du canal thoracique où ces ganglions s'abouchent par des troncs extrêmement courts (1).

Age. — Enfin il est une dernière considération qui doit entrer pour une grande part dans la détermination qu'on doit prendre en face d'un cancer utérin, c'est l'âge de la malade.

Chez les femmes jeunes, le cancer a en général une marche très rapide, aussi faut-il tenter l'opération radicale toutes les fois qu'elle est rigoureusement possible. Chez les femmes âgées au contraire, il a souvent une marche lente analogue à celle de certains cancers atrophiques du sein ; il est évident que dans ce cas il vaut mieux s'abstenir. En règle générale après 60 ans il ne faut pas intervenir.

(1) Troissier, — Adenopathie sus-claviculaire gauche dans le cancer utérin — *Bulletin et Mémoires de la Soc. méd. des hôpitaux,* janvier 88.

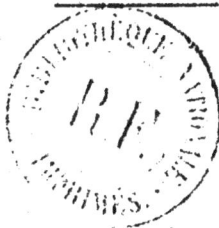

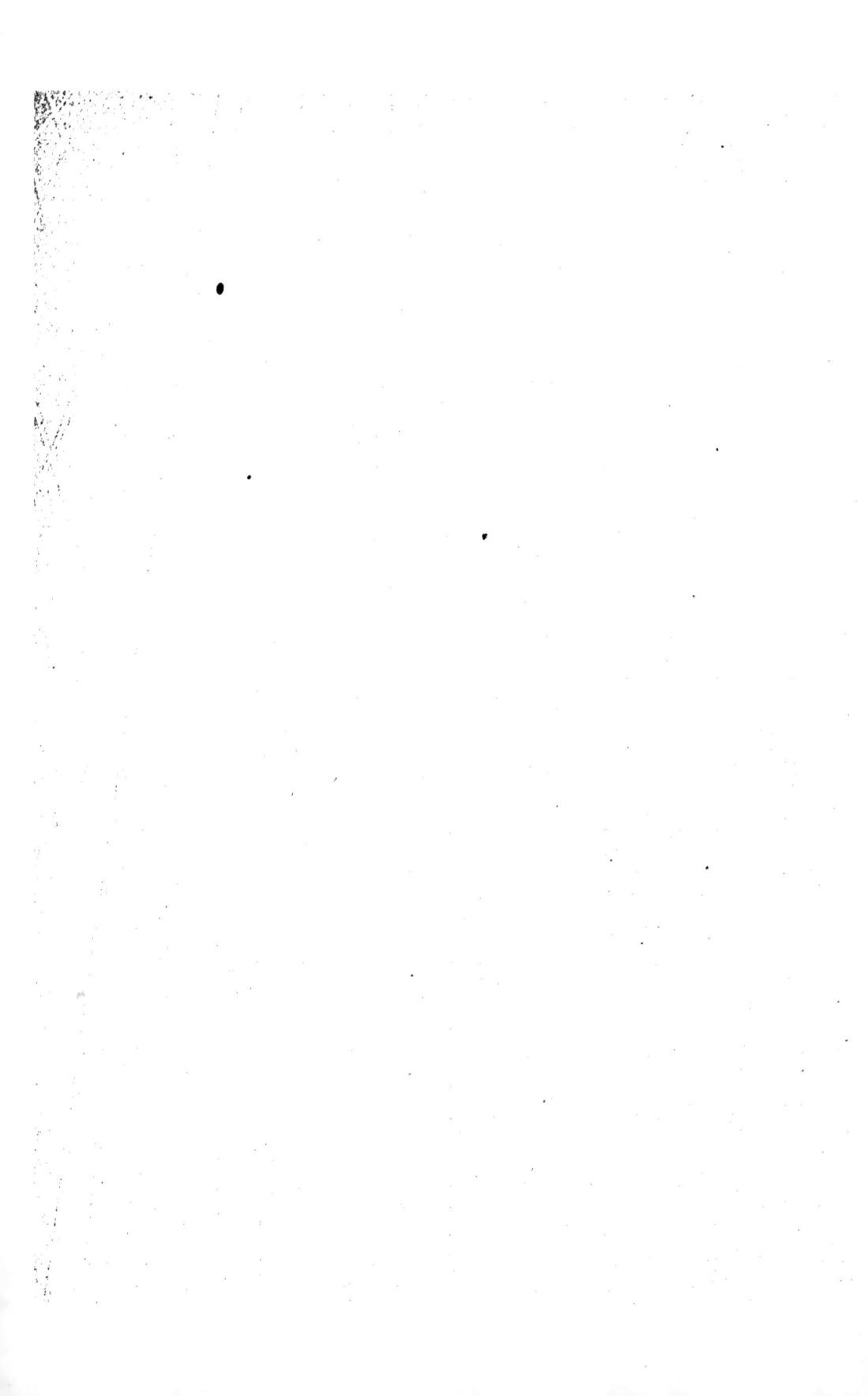

CHAPITRE II

SYMPTOMES ET COMPLICATIONS DES CANCERS INOPÉRABLES

Nous n'avons pas l'intention d'étudier ici tous les symptômes et toutes les complications que détermine la présence d'un cancer de l'utérus; cette étude nous entrainerait trop loin et nous ferait sortir du cadre que nous nous sommes tracé.

Nous étudierons simplement ici un petit groupe de complications fréquentes, si fréquentes même qu'on peut les considérer comme des symptômes habituels de l'affection qui nous occupe, et contre lesquelles la

méthode que nous proposons permet particuliérement
d'agir, nous avons nommé les hémorrhagies, les
écoulements aqueux, les douleurs résultant, non pas
de la généralisation et dues à la compression des
nerfs traversant le petit bassin, mais bien de la rétention dans la cavité utérine des produits putrides de
sécrétion.

Les hémorrhagies sont souvent les premiers symptômes de la maladie ; les femmes se plaignent seulement, au début, de voir leurs règles survenir un peu
plus fréquemment et présenter une durée inaccou-
tumée ; si, au contraire, elles sont arrivées à l'époque
de la ménopause et si, après avoir cessé pendant
quelques mois de voir leurs époques, elles constatent
le retour de ce qu'elles prennent pour leurs règles,
elles considèrent ces hémorrhagies comme un retour
de jeunesse et s'en montrent plutôt satisfaites, d'autant plus que le plus souvent, à cette période, elles
ne ressentent encore aucune douleur.

C'est précisément cette apparence de bénignité
des symptômes du début qui augmente encore la
gravité de cette terrible affection : le plus souvent,
en effet, les femmes ne viennent consulter pour des
affections de ce genre qu'à la dernière extrémité ;
aussi quand elles se présentent, c'est le plus souvent
trop tard, alors que la néoplasie a envahi les tissus
voisins et provoqué les douleurs de la généralisation.

Les hémorrhagies apparaissent, au début, d'une
manière à peu près régulière ; il semble simplement
aux malades que leurs règles durent un peu plus
longtemps que d'habitude : puis, peu à peu les

hémorrhagies se rapprochent de plus en plus et finissent par s'installer d'une façon permanente.

En même temps paraît un nouveau facteur, l'écoulement aqueux. Cet écoulement aqueux, cette hydrorrhée précède parfois l'apparition des hémorrhagies, parfois même les deux symptômes alternent entre eux, et les malades présentent des périodes successives où elles perdent tantôt en blanc, tantôt en rouge.

C'est surtout dans le cancer du corps que l'on voit l'écoulement aqueux précéder l'apparition des hémorrhagies; il en résulte que les malades ne présentant à ce moment aucun symptôme subjectif du côté du vagin ou du col utérin, on ne tient souvent pas compte de ce symptôme, qui est considéré comme une leucorrhée banale sans importance (1). L'hydrorrhée vient au contraire après les hémorrhagies, lorsque la néoplasie cancéreuse a débuté par le col.

Cet écoulement, d'abord peu considérable au début, devient de plus en plus considérable au fur et à mesure des progrès de la lésion; de même que les hémorrhagies, il finit par devenir constant, et dès lors les pertes prennent leur aspect caractéristique de « lavure de chair, de raclure de boyaux », dû au mélange de l'écoulement sanguin et de l'écoulement aqueux.

Plus tard enfin, le néoplasme s'ulcère, des débris sphacélés de la tumeur s'éliminent; il se forme dans les parois utérines de petits abcès, dont le contenu

(1) Mlle COUTZAIDA. — Thèse de Paris, 1856.

3

vient se mêler à l'écoulement. La maladie est alors arrivée à sa période d'état; un écoulement hydropyorrhéique incessant, d'une odeur horriblement fétide, cadavéreuse, dont on ne peut se débarrasser que par de nombreux lavages et qui suffit à elle seule à faire le diagnostic de la maladie, souille la malade et provoque, par son âcreté, un érythème des cuisses et un prurit vulvaire des plus pénibles.

Cet écoulement est parfois d'une abondance telle, que certaines malades perdent en un jour jusqu'à un litre de liquide, et il devient, par le fait même de son abondance, non seulement un symptôme horriblement pénible, mais encore une des causes les plus actives de la cachexie, à laquelle la malade va bientôt succomber.

Il importe donc au plus haut degré de lutter contre cette cause de déperdition des forces; nous verrons que le traitement que nous proposons répond parfaitement à cette indication, et c'est surtout à ce titre qu'il se recommande.

Mais pendant le temps que les hémorrhagies et l'hydropyorrhée ont mis à s'installer, un nouveau symptôme est apparu : la douleur.

Cette apparition des douleurs suffit, le plus souvent, pour indiquer que le cancer a dépassé les limites de l'utérus, car on sait que le cancer de cet organe n'est pas douloureux par lui-même. Ces douleurs sont dans certains cas intolérables et, par l'insomnie qu'elles provoquent, elles contribuent pour une large part à affaiblir les malades et à entraîner plus rapidement l'issue fatale.

Ces douleurs sont de plusieurs ordres ou plutôt tiennent à plusieurs causes. Nous n'avons pas l'intention de parler ici de celles qui accompagnent l'extension du néoplasme aux parties voisines, qui sont les premières en date et qui sont dues aux phénomènes de compression que la production néoplasique exerce sur les nerfs qui traversent le petit bassin, ni de celles qui sont produites par la compression du rectum et de la vessie, nous voulons parler seulement de celles qui sont dues à la rétention dans la cavité utérine du sang et de la sécrétion aqueuse en décomposition.

Il est très fréquent de voir des femmes atteintes de cancer utérin se plaindre de douleurs extrêmement vives, qu'elles comparent à des coliques violentes ou aux douleurs qu'elles ont éprouvé au moment d'un accouchement antérieur; ces phénomènes sont surtout fréquents chez les femmes âgées, où il y a presque toujours, en même temps qu'une diminution de longueur du col, un degré d'atrésie très marqué de l'orifice interne. Ces douleurs, que la morphine parvient seule à calmer, disparaissent parfois subitement à la suite de l'issue d'une grande quantité de pus.

Un certain nombre d'auteurs : Simpson, Edis, Pozzi, entre autres, ont insisté sur le caractère paroxystique de ces douleurs, sur leur retour à intervalles presque réguliers et sur leur disparition momentanée à la suite de l'expulsion périodique du contenu utérin.

Ces douleurs, rappelant les douleurs de l'accouchement, disparaissant subitement à la suite de l'expulsion du contenu utérin, sont bien le fait de la rétention dans la cavité utérine des produits de sécrétion, et elles n'existeraient évidemment pas si le col ou l'orifice interne de l'utérus, chez les femmes âgées, étaient largement ouverts et permettaient un écoulement facile au dehors des produits de toute sorte qui sont sécrétés dans la cavité utérine.

Cette rétention de matières septiques est fâcheuse, non seulement en raison des douleurs dont elle est la cause, mais aussi en raison des phénomènes de résorption purulente qui peuvent se produire au niveau de l'utérus ulcéré.

L'existence de ces douleurs et de cette rétention donne donc lieu à une nouvelle indication : établir une large communication entre l'utérus et le vagin, permettant le libre écoulement au dehors de tous les produits sécrétés dans la cavité utérine.

CHAPITRE III

ÉTUDE CRITIQUE DES DIVERS MOYENS EMPLOYÉS DANS LE TRAITEMENT DES CANCERS INOPÉRABLES

Il est un fait bien connu en médecine, c'est que plus une affection est au-dessus des ressources de la thérapeutique, plus on voit s'accumuler le nombre et la variété des modes de traitement qui ont été préconisés contre elle ; nous en voyons une nouvelle preuve dans l'étude des moyens employés contre le cancer de l'utérus.

De tout temps les chirurgiens convaincus, dans certains cas, de leur impuissance à apporter un remède radical à l'affection qui nous occupe, ont cherché du moins à en atténuer les symptômes les plus fâcheux au moyen d'opérations palliatives et à instituer un traitement qui, sans faire courir aux malades les risques immédiats de l'hystérectomie totale, permettrait tout au moins de prolonger leur existence dans les conditions les moins défavorables.

Ambroise Paré conseillait déjà d'user de cure palliative pour adoucir la fureur du chancre de la matrice et séder la douleur afin d'empêcher les accidents. Depuis, les modes de traitement se sont multipliés et on peut actuellement les diviser en trois groupes selon leur mode d'action :

Nous étudierons d'abord ou plutôt nous ne ferons que les énumérer en raison de leur peu de valeur et de l'oubli dans lequel elles sont tombées, un certain nombre de substances qui ont été préconisées comme spécifiques de l'affection cancéreuse.

Nous continuerons par l'étude beaucoup plus longue des moyens chimiques.

Enfin nous terminerons par l'étude beaucoup plus importante des méthodes les plus employées aujourd'hui, consistant dans le mode d'emploi combiné des moyens physiques et des moyens chimiques, l'application des premiers n'étant pour ainsi dire qu'un temps préparatoire à l'application des seconds.

1° *Prétendus spécifiques du cancer.* — Le nombre des prétendus spécifiques du cancer est assez considérable, mais l'oubli dans lequel ils sont tombés à juste titre nous permet de ne pas insister sur ce

mode de traitement. Nous citerons simplement
ceux qui ont été mis en avant en dernier lieu, à
savoir :

La *Ciguë* qui n'a d'autres résultats que d'aggraver
les troubles gastriques déjà si fréquents dans le cancer utérin et qui pour ce motif doit être rejetée.

Le *Condurango* en décoction à la dose de 15 grammes pour 200 grammes d'eau qui agit seulement
comme stomachique, mais dont l'influence sur la
marche du cancer est absolument illusoire.

La *Térébenthine de Chio* à la dose de 0,50 à
1 gramme en pilule, ne présente pas plus d'avantages
que le précédent, mais en revanche ne présente pas
les inconvénients de la ciguë (1).

Nous passons immédiatement à l'étude des moyens
chimiques employés au traitement palliatif du cancer
inopérable.

Moyens chimiques. — Les substances dont on a
fait usage dans ce but sont extrêmement nombreuses, les unes n'ont eu qu'une vogue éphémère, les
autres au contraire, en raison des services qu'elles
rendent ont mérité de survivre et sont encore fréquemment employées aujourd'hui. Nous signalerons
successivement :

Le *Sulfate de fer* employé uniquement à cause

---

(1) S. Pozzi. — *Traité de Gynécologie.*

de ses propriétés hémostatiques et désinfectantes, mais sans aucun effet spécial contre le cancer.

Le *Sulfate de cuivre* qui a donné une amélioration dans certains cas, en particulier dans un cas de Wynn Williams, il se recommande de même que le précédent surtout par ses propriétés désinfectantes.

Le *Nitrate d'argent* présente des effets souvent très fâcheux ; sans doute il arrête les hémorrhagies, mais son application est très douloureuse et il semble présenter le danger de donner en quelque sorte, un coup de fouet à la néoplasie. Il se forme une escharre qui se détache au bout de quelques jours et au-dessous de laquelle on trouve une surface en pleine prolifération néoplasique (1). Cet agent est donc à rejeter.

L'*Acide narique fumant* appliqué après un curettage soigneux a donné parfois de bons résultats, toutefois, son emploi n'a pas prévalu.

Le *Permanganate de potasse* a été employé à 10 ou 20 pour 1,000 il a été surtout recommandé comme désinfectant en raison de ses propriétés antiseptiques puissantes.

L'*Acide acétique* a été préconisé pour la première fois par Broadbent, il a été employé depuis sans grands avantages, aussi est-il tombé complètement en désuétude.

(1) Héraix, dans un cas de dilatation par la méthode de Vellier.

Le *Brome* a été surtout employé à l'étranger, il a été préconisé pour la première fois par Wynn Williams et ensuite par Routh (1).

Ce dernier auteur prétend avoir obtenu par l'emploi du brome de très beaux résultats, il ne lui fait qu'un seul reproche c'est d'être horriblement douloureux, ce qui le force dit-il, à ne l'employer que dans des cas très rares. Il cite notamment deux cas dans lesquels les résultats obtenus ont été vraiment excellents. Dans le premier, il s'agissait d'un épithélioma du col ayant envahi consécutivement le corps et ayant donné naissance à un écoulement d'une odeur telle, que toutes les autres malades de la salle en étaient incommodées. Dans le second cas, il s'agissait d'un épithélioma en chou-fleur du col remplissant la partie supérieure du vagin. Ces deux malades dit Routh sortirent de l'hôpital avec une amélioration telle que toutes deux purent reprendre leurs occupations. L'une d'elles revint un an plus tard avec un envahissement du vagin, mais pendant toute cette année elle avait présenté un état très satisfaisant. L'autre, revue huit ans après, n'avait pas présenté de symptômes de généralisation et était également dans un très bon état général. Le Brome ne guérit pas tous les cas de cancer, mais l'amélioration qu'il amène dans l'état des malades est telle qu'il mérite d'être conservé. Toutefois, Routh ajoute plus loin que des expériences plus nombreuses, l'ont un peu désappointé au sujet de la méthode qui présente en outre l'inconvé-

(1) ROUTH. — *Brit. Méd. Journal* 1870.

nient d'exiger des applications répétées et une surveillance étroite.

Le docteur Parvin a aussi employé le Brome ;
après avoir raclé aussi complètement que possible la
surface cancéreuse, il appliquait ensuite le caustique
suivant :

Brome.................. .... 4 gr.

Acide phénique.............. 12 —

Iode.......... .... 8 —

Alcool.................... 40 —

En France cette médication a eu peu d'adeptes et
elle nous parait aujourd'hui complètement aban-
donnée.

Le *Tannin* a été recommandé par le docteur
Maroco de Rome. Cet auteur qui considère le tannin
comme un excellent mode de traitement palliatif du
cancer utérin, pratique d'abord, un grattage énergique de l'ulcération carcinomateuse et applique ensuite
sur la surface cruentée du tannin en poudre que l'on
maintient par des tampons de coton sec. Ces applications se font d'abord tous les deux jours, ensuite
tous les jours.

Sous l'influence de ce traitement, le D' Maroco
prétend que l'état général et l'état local s'améliorent
et que les malades peuvent présenter une survie
considérable. Quoiqu'il en soit, ce traitement n'a
pas fait fortune et il est probable que le tannin agit
uniquement comme hémostatique.

La pepsine. — On a employé la pepsine en so basant sur ses propriétés digestives et en pensant qu'elle pourrait, en quelque sorte, digérer la masse cancéreuse. Cette idée théorique a été reconnue fausse et n'est pas entrée dans le domaine de la pratique. La pepsine n'a aucun avantage et présente, en revanche, l'inconvénient énorme de prendre, au contact de la substance cancéreuse, une odeur d'indigestion insupportable.

L'acide chromique est un excellent caustique et est souvent employé dans la clinique gynécologique, mais il est loin de produire sur les ulcérations cancéreuses, l'effet excellent qu'il produit dans la métrite cervicale, où il rend les plus grands services.

L'arsenic a été vivement recommandé par Courty, de Montpellier. Cette substance remplit, en effet, plusieurs indications :

1° Celle qui s'adresse à l'état local comme topique ;

2° Celle qui s'adresse à l'état général de la malade comme reconstituant.

Il présente, en outre, l'avantage de ne pas produire d'escharres, mais d'agir lentement, en modifiant peu à peu les tissus et en favorisant la cicatrisation des points détruits par l'ulcération du néoplasme.

Il peut s'employer en poudre ou en solution, on donnera la préférence à ce dernier mode d'emploi, qui permet de l'étendre plus facilement sur tous les points ulcérés et dans l'intérieur de la cavité, ce qui facilite son absorption (1).

Chloral. — Le chloral a été préconisé par Constantin Paul, qui l'administrait soit sous forme de suppositoires introduits dans le vagin et allant jusqu'au col de l'utérus, soit en injections d'après la formule suivante :

Hydrate de chloral........   10 gr.
Essence d'eucalyptus......   1 »
Alcool..................   50 »
Eau..................... 1.000 »

Le chloral ainsi administré a surtout une bonne action désinfectante.

Pyoktanine (2). — La tinctothérapie a été employée en Autriche, à l'hôpital général de Vienne, comme traitement des tumeurs inopérables. Quoique ce mode de traitement ne soit pas spécial au cancer utérin, on peut cependant l'appliquer aussi bien au cancer de cet organe qu'à celui d'autres régions.

La tinctothérapie est basée sur l'action élective qu'ont certaines substances colorantes sur les noyaux des cellules et surtout sur les noyaux des cellules néoplasiques; par conséquent, on avait été amené à espérer qu'on arrêterait, au moyen de ces substances

(1) Mlle COTTZARIDA. — Thèse de Paris, 1884.
(2) Pyoktanine et Cancer. CONDAMIN. *Prov. Méd.*, 1891.

colorantes, la prolifération nucléaire et qu'on arriverait, du même coup, à arrêter la marche du néoplasme.

Plusieurs substances ont été employées dans ce but. A l'hôpital de Vienne, on a d'abord employé le bleu d'aniline en injections interstitielles dans la tumeur, mais des accidents graves d'intoxication ne permirent pas de continuer ce mode de traitement, quoique les résultats eussent été satisfaisants au point de vue de l'état local.

On a essayé ensuite la pyoktanine, et Gillet a rapporté plusieurs cas où cette substance a été employée avec succès.

D'autre part, le Dentu a essayé la pyoktanine dans cinq cas différents, sans obtenir de résultats; Richelot et Reclus n'ont pas été plus heureux, aussi ce mode de traitement a-t-il été à peu près abandonné.

Toutefois, chez une malade du service de M. le professeur Fochier, atteinte d'un cancer de l'utérus à marche rapide, la pyoktanine paraît avoir eu de bons résultats.

Après un curettage soigné de la tumeur, la malade fut traitée par les badigeonnages de la cavité utérine avec la pyoktanine de Merk. Deux fois par semaine on passait le crayon de pyoktanine et on introduisait des mèches de gaze imbibées de la même solution. Au bout de quatre mois, les pertes étaient moins abondantes et surtout n'avaient plus d'odeur, les forces et l'appétit étaient revenus, l'état général était très satisfaisant. Il faut dire que du côté de l'état local, les choses étaient restées dans le même état. En somme, il n'y avait pas eu de guérison, ni même d'amélioration bien marquée, mais le cancer qui jusque-là avait évolué rapidement, était resté stationnaire depuis l'application du traitement. Malgré cela, nous ne croyons pas que la pyoktanine soit encore employée aujourd'hui.

Acide salicylique. — Tout récemment, Bernhart (1) a fait connaître les excellents résultats qu'il prétend avoir obtenus, d'injections interstitielles d'acide salicylique dans l'alcool (6 parties d'acide pour 60 d'alcool). Il injecte environ trente gouttes de cette solution en huit ou dix points de la tumeur. Ces injections sont parfois douloureuses et presque toujours suivies d'un peu d'élévation de la température.

Les résultats qu'il a obtenus sont les suivants: Trois jours après les injections, les ulcérations cancéreuses s'étaient cicatrisées, et on constatait au niveau des points où les injections avaient été pratiquées, une diminution très marquée de la tumeur.

Plus tard, les injections étant continuées tous les quatre jours, on constatait une cicatrisation presque complète des ulcérations et par le toucher on arrivait sur une surface absolument lisse, sur laquelle un nouvel épithélium était en voie de formation. En même temps l'état général se relevait, les douleurs,

___
(1) BERNHART. — *Centralblatt fur Gyn.*, 1893.

les écoulements aqueux, les hémorrhagies dispa-
raissaient;

Bernhart dit avoir obtenu ces résultats dans six
cas d'épithéliomes inopérables du col utérin, mais il
ajoute, en terminant, qu'il n'a pas gardé ses malades
en observation suffisamment longtemps, pour pouvoir
garantir la guérison définitive de l'affection.

De tels résultats sont évidemment très beaux,
mais ils demandent à être confirmés par de nou-
velles expériences et il serait nécessaire de suivre
les malades pendant plus longtemps.

Alcool. — L'alcool a été préconisé par H. Schultz
(1), assistant de Tauffer, professeur de clinique
gynécologique de Bucharest. Ce procédé consiste à
injecter de l'alcool absolu, dans l'épaisseur de la
tumeur, au moyen d'une seringue armée d'une aiguille suffisamment longue et résistante.

La malade est placée dans le décubitus latéral et
on pousse dans la tumeur, à une profondeur variable,
suivant l'épaisseur des tissus, une injection de cinq
grammes environ d'alcool absolu. Les injections sont
d'abord pratiquées tous les deux jours, puis quoti-
diennement. Après chaque injection, on introduit
dans le vagin un peu de gaze iodoformée, que la malade garde jusqu'au lendemain matin. Schultz a
traité par cette méthode huit malades et il dit en
avoir obtenu de très bons résultats.

---

(1) Schultz. — Traitement palliatif du cancer utérin au moyen d'injections parenchymateuses d'alcool.

Voici deux de ses observations, les plus con-
cluantes, brièvement résumées :

1° Affection datant d'un an, la lèvre antérieure du col
est transformée en une tumeur bosselée, grosse comme
une noix, saignant au moindre attouchement. Induration des
culs-de-sac vaginaux. Après 12 injections, la surface de la tumeur se déterge et se recouvre de granulations ; les douleurs
s'amendent. Après 20 injections le volume de la tumeur a dimi-
nué de moitié ; l'écoulement est encore abondant mais a
perdu toute mauvaise odeur. Après 30 injections, tumeur à
peine apparente ; douleurs et hémorrhagies ont cessé ; l'écoulement a disparu presque complètement. L'aiguille de la
seringue ne pénètre plus qu'à un centimètre dans l'épaisseur
de la tumeur, tandis qu'auparavant elle pénétrait de 4 à 5
centimètres. Après 45 injections, la lèvre antérieure du col a
repris son volume normal. La malade a été revue quatre
mois après pour la dernière fois ; la lèvre antérieure parais-
sait normale, l'état général était excellent.

2° Affection datant de cinq mois, col de la grosseur
d'une pomme ; tumeur bosselée, saignant facilement. Paroi
antérieure du vagin indurée dans son tiers supérieur. Après
90 injections, diminution de moitié de la tumeur ; hémorrhagies moins abondantes. Après 48 injections, tumeur réduite
des deux tiers, plus d'hémorrhagies, plus d'écoulements. Etat
général excellent. Un mois après on constate que la portion
vaginale du col, jadis ulcérée, est complètement recouverte
d'épithélium.

Nous ne savons pas ce que ces malades sont deve-
nues par la suite, en tous cas ce traitement est d'une
application facile et peut rendre des services.

Térébène. — On a beaucoup employé à la clini-

que de gynécologie de Genève, une nouvelle sub-
tance, le Térébène, qui a été préconisée par
MM. Cordes et Bétrix.

Le Térébène est un carbone isomérique de l'essence de Térébenthine, il est indifférent vis-à-vis
de la lumière polarisée, incolore, limpide, d'une
odeur aromatique rappelant celle du thym. Il bout à
156°, et pour être pur, ne doit pas présenter de réac-
tion acide (1).

D'après les auteurs qui l'ont préconisé, il ne rem-
place ni le curettage, ni les cautérisations, mais c'est
un excellent désinfectant et un très bon antiseptique.

On l'emploie mélangé à parties égales d'huile. On
écarte les parois du vagin avec une valve de Sims
ou un spéculum quelconque, et on applique sur la
tumeur trois à cinq tampons de coton de la grosseur
d'une noix, imbibés de la solution térébénée. Un
tampon plus volumineux, très sec, maintient le tout
en place. Le pansement est renouvelé tous les trois
jours. La fétidité des pertes est presque annulée, la
quantité de l'écoulement diminuée, la production des
végétations et nodosités cancéreuses ralentie, les
hémorrhagies sont moins fréquentes et moins abondantes (2).

En somme, le Térébène n'agit pas comme agent
caustique et destructeur de la tumeur, mais uniquement comme antiseptique.

(1) A. Pozzi. — *Traitement du cancer utérin.* Thèse de Paris,
1888.
(2) Cordes. Congrès de Washington, 1888.

4

Antisepsie. — L'antisepsie aussi complète que possible du vagin et de la cavité utérine, a été aussi employée comme mode de traitement du cancer inopérable. On a préconisé à cet effet une foule de substances, coaltar, acide thymique, acide salicylique, benzine, sulfate de zinc, acide phénique, sublimé, acide borique.

De toutes ces substances, c'est au sublimé qu'il faudra donner la préférence. L'acide borique présente un pouvoir désinfectant trop peu énergique, car il ne se dissout qu'en faible proportion. L'acide phénique présente dans le cas particulier des inconvénients qu'il n'a pas ailleurs ; pour qu'il agisse d'une façon efficace, il faut employer la solution forte, 40 pour 1000, or à cette dose, il devient caustique, il provoque souvent alors des cuissons, des douleurs insupportables, un érythème très pénible de la vulve et de la face interne des cuisses, aussi il est rejeté par beaucoup de chirurgiens.

Le sublimé reste donc l'antiseptique de choix, à condition de prendre quelques précautions. Pour les injections vaginales, on pourra employer la liqueur de Van Swieten, pure ; pour les injections intra-utérines, on devra étendre cette solution au tiers, et s'assurer soigneusement qu'il ne reste pas de liquide injecté dans la cavité utérine. On pourra pour plus de sûreté, faire suivre cette injection d'une irrigation à l'eau bouillie.

Chlorure de zinc. — Nous arrivons maintenant à la substance, qui est à juste titre, la plus employée aujourd'hui, nous voulons parler du chlorure de zinc.

Employé pour la première fois par Maisonneuve et Demarquay, et successivement employé depuis, par Bonnet, de Lyon, Marion Sims, il a été employé depuis par un grand nombre de chirurgiens, comme traitement palliatif du cancer utérin. On l'emploie, soit en solution, soit sous forme de crayons, incorporé à de la farine de seigle, soit sous forme de sparadrap.

Quelle que soit la forme sous laquelle on l'emploie, le chlorure de zinc est considéré comme le meilleur caustique, et nous voyons la plupart des auteurs le recommander. Il se recommande, non pas, tant par ses propriétés hémostatiques que par son action sclérosante très active et par son action destructive sur les tissus néoplasiques.

On a reproché au chlorure de zinc de couler dans le vagin, d'y produire des escharres, et même de déterminer des fistules du côté de la vessie et du rectum, mais si on a la précaution de l'employer incorporé à la farine, et de protéger les parties saines de la muqueuse vaginale au moyen d'un tamponnement de coton saupoudré de bicarbonate de soude, si en outre, on a la précaution de recommander aux malades le décubitus dorsal pendant quelques heures, on n'a pas à regretter une extension trop grande de la cautérisation (1).

Nous en avons fini avec l'étude des méthodes dont

(1) POLAILLON. — *Archives de Gynécologie*. Tome. 18.

le principe repose sur le mode d'action des agents chimiques que nous avons énumérés. Il nous reste maintenant à passer en revue les méthodes de traitement les plus employées aujourd'hui, reposant sur l'emploi combiné des moyens chirurgicaux, curettage, dilatation ou autres, suivis de l'application sur une surface ainsi modifiée d'une cautérisation ignée ou chimique selon les auteurs.

Les moyens chirurgicaux que l'on a employés contre le cancer inopérable de l'utérus sont :

L'excision.

Le curettage.

La cautérisation au fer rouge.

La dilatation.

Nous verrons d'ailleurs que le plus souvent ces méthodes sont associées dans une même intervention.

Excision. — L'excision se fait soit au moyen du bistouri, soit au moyen de l'écraseur linéaire, soit à l'aide de l'anse galvanique. Ce dernier mode d'exérèse a été surtout recommandé lorsque l'on se trouvait en présence de tissus très vasculaires pouvant faire redouter des hémorrhagies graves.

L'excision peut être employée lorsque par exemple on a affaire à un épithiliome en chou-fleur remplissant l'extrémité supérieure du vagin ; on pourra alors avec des ciseaux réséquer toute la portion bourgeonnante et faire suivre cette excision d'un curettage ou d'une cautérisation au fer rouge ou au chlorure de zinc. C'est en somme cette méthode dont

M. Levrat a recommandé l'emploi au Congrès de chirurgie (1). M. Levrat a montré que par ces excisions, ce grattage, ces cautérisations on pouvait enrayer pour un temps la marche du processus néoplasique, il a traité de cette manière un certain nombre de malades et obtenu chez plusieurs des résultats très satisfaisants.

Mais il faut bien remarquer que ces excisions partielles très bonnes si on les fait suivre d'une cautérisation profonde, deviennent déplorables si on s'arrête au premier temps de l'opération. La récidive se fait alors dans le moignon avec la plus grande rapidité et on n'obtient pas d'autre résultat que de donner un coup de fouet à la marche de la maladie.

Curettage. — Le curettage, qui est appliqué au traitement de plusieurs autres affections de l'utérus, a été également préconisé contre le cancer. Il consiste dans l'ablation aussi étendue que possible de tout le tissu morbide jusqu'à ce que l'on ait la sensation que la cuiller de l'instrument est en contact avec des tissus sains.

Il faut faire ce curettage avec précaution, car rien n'est plus facile que de traverser un utérus envahi par du tissu cancéreux, et, bien que certains auteurs se soient plu à démontrer la parfaite innocuité de cet accident, on comprend néanmoins tout le danger que peut présenter l'introduction dans la cavité périto-

(1) LEVRAT, — De l'intervention partielle tardive dans l'épithéliome utérin inopérable.

néale de fragments cancéreux plus ou moins septiques.

C'est surtout au niveau des culs-de-sac que ce
curettage devient périlleux, en raison des rapports
immédiats avec le péritoine, avec la vessie en avant
et le rectum en arrière; on serait donc exposé, par
un raclage trop énergique, à produire des fistules
vésico ou recto-vaginales, ce qui apporterait une
nouvelle source de souffrances aux malheureuses
patientes.

Un grand nombre de chirurgiens recommandent
ce mode de traitement; les uns le font suivre d'une
cautérisation au fer rouge (1), les autres d'une cautérisation au chlorure de zinc (2).

Cautérisation au fer rouge. — La cautérisation
au fer rouge se fait soit avec le thermo-cautère, soit
avec le cautère actuel.

Le thermo-cautère est d'un maniement plus facile,
mais son action est plus superficielle que celle des
cautères ordinaires.

La cautérisation au fer rouge est rarement employée isolément; son emploi est presque toujours
associé à celui d'un curettage, d'une excision préa-
lable.

Dilatation. — Nous terminerons l'étude des modes
de traitement employés contre le cancer utérin inopérable, par celle de la dilatation.

(1) PORTHERAT. — *Archives de tocologie*, 1899.
(2) POLAILLON. — *Annales de gynécologie*, t. 18.

Cette méthode a été préconisée par Vulliet, de Genève, et ses avantages ont été exposés par son auteur au Congrès de chirurgie de 1886 (1). Voici en quoi elle consiste :

On remplit la cavité utérine avec de petits tampons de grosseur variable, dont les plus petits ont le volume d'un pois, les plus gros celui d'une amende ; on les laisse en place 48 heures. Au bout de ce temps, on les enlève et on en remet d'autres ; on arrive ainsi à avoir une cavité utérine largement béante.

La dilatation, ainsi pratiquée, facilite le diagnostic des lésions intra-utérines ; elle permet d'exécuter, sous le contrôle direct de la vue, des opérations et des pansements dans les régions les plus profondes de la cavité utérine ; elle rend possible la surveillance des suites opératoires. Elle présente, en outre, le grand avantage de s'opposer, en raison de la large dilatation du col, à toute rétention de matières septiques dans l'intérieur de l'utérus.

Malheureusement la dilatation n'est pas toujours bien supportée, car son application est parfois très douloureuse. On a dit, en outre, que dans les cas où l'excroissance cancéreuse est très volumineuse, en forme de chou-fleur, il est parfois difficile de trouver l'orifice du col et, par suite, impossible d'y introduire le corps dilatateur ou les tampons (2). Mais cette

(1) VULLIET. — Des avantages de la dilatation dans le traitement palliatif et curatif du cancer utérin. (Congrès de chirurgie, 1886).

(2) VERCHÈRE. — Traitement palliatif du cancer utérin. (France médicale, mars 1888).

objection est peu importante, vu que l'on peut toujours, dans ces cas d'épithéliome bourgeonnant,
enlever la partie exubérante avec des ciseaux et
retrouver alors facilement le col.

CHAPITRE IV

PROCÉDÉ EMPLOYÉ A LA CLINIQUE GYNÉCOLOGIQUE

Nous abordons maintenant l'étude du procédé employé à la clinique gynécologique de Lyon et nous empruntons la plus grande partie de ce qui va suivre à un travail de M. le professeur agrégé Condamin (1), sur le même sujet.

Ce procédé permet mieux que ceux que nous avons étudiés jusqu'à présent, de lutter avec avantages

---

(1) B. CONDAMIN. — Traitement du cancer inopérable de l'utérus. (*Lyon médical*, 1893).

contre les symptômes les plus pénibles et les plus fréquents des cancers inopérables de l'utérus. Nous verrons, en effet, que grâce à lui on peut remplir les trois indications suivantes :

1° Faire cesser les hémorrhagies, qui sont souvent les premiers symptômes de la maladie ;

2° Diminuer l'hydropyorrhée, qui souvent affaiblit les malades presque autant que les pertes sanguines ;

3° Supprimer les douleurs dues aux accidents de rétention et de résorption des produits septiques accumulés dans l'utérus malade.

L'idée de ce mode de traitement n'est pas nouvelle ; déjà vers 1850, un médecin de Saint-Jean-de-Laone, Floret, avait fait construire toute une série de spéculums métalliques ou en bois, qui rappellent assez vaguement le spéculum de Fergusson. Ces différents modèles étaient destinés à permettre d'appliquer facilement la pâte de Canquoin sur les cols utérins en voie de dégénérescence cancéreuse. Ils portaient à leur embouchure un anneau ou une tige au moyen desquels on pouvait les fixer à demeure dans le vagin au moyen d'un bandage de corps, et cela pendant les cinq ou six heures durant lesquelles agissait le caustique. Il avait aussi imaginé un cône soutenu par un ressort à boudin qui se fixait dans le spéculum et qui, chargé de pâte de Canquoin, était destiné à faire pénétrer plus profondément le caustique au fur et à mesure que la cautérisation s'effectuait.

Nous n'avons pu nous procurer le mémoire de Floret, et nous devons les renseignements que nous venons de relater à l'obligeance de M. le professeur

Laroyenne, qui s'est servi du spéculum du médecin
de Saint-Jean-de-Laone.

Voici le mode de traitement actuellement employé
dans le service de gynécologie de M. le professeur
Laroyenne.

La malade étant apportée sur le lit d'opération et
endormie, on commencera par désinfecter soigneusement la vulve et le vagin, au moyen de lavages au
savon et au sublimé. On a soin, en même temps, de
sonder la malade, car elle ne peut pas uriner dans
les six ou sept heures qui suivent l'opération, par le
fait de l'application d'un volumineux spéculum.

Ceci fait on saisit le col au moyen d'une pince de
Doléris aussi haut que possible et de préférence au-
dessus de la portion du col envahi par la néoplasie.
Si le col est envahi dans sa totalité et que l'on
ne puisse avoir une prise solide au moyen de la pince
de Doléris, on se servira avec avantages de la pince
plate à dents engrenées de Richelot au moyen de
laquelle on pourra saisir solidement l'utérus même
sur des tissus friables, et on attirera l'utérus aussi
bas que cela sera possible.

On se rendra compte alors de l'état exact des
lésions et on agira différemment suivant les cas en
ace desquels on se trouvera.

S'il existe sur le col un bourgeon volumineux en
chou-fleur, on pourra dans un premier temps l'enlever d'un coup de ciseaux courbes en se tenant prêt
toutefois à faire immédiatement un tamponnement
serré, car on opère dans des tissus très vasculaires
et l'on peut sectionner des vaisseaux d'une certaine
importance.

Si le col ne présente pas cette disposition en chou-
fleur on agira autrement.

On cherchera en premier lieu à se rendre compte,
au moyen de l'hystéromètre, de la profondeur de la
cavité utérine et de la direction du col. On devra
faire cette exploration avec la plus grande prudence,
car rien n'est plus facile que de perforer un utérus
ramolli par l'infiltration cancéreuse. On devra se
rappeler en même temps que chez les femmes âgées
il n'y a, pour ainsi dire, plus de col et que cette portion de l'utérus se réduit parfois à l'existence de
l'orifice interne. Dans ces conditions, il peut arriver
qu'après avoir introduit l'hystéromètre on soit arrêté
par le fond de l'utérus et que l'on attribue cette ré-
sistance à l'orifice interne atrésié, erreur d'autant
plus facile à commettre que chez certaines vieilles
femmes, l'utérus arrive à n'avoir plus que cinq centimètres de profondeur. On cherche alors à franchir
ce que l'on prend pour l'orifice interne et on perfore
le fond de l'utérus.

Il arrive parfois néanmoins que l'on ne peut réelle-
ment pas franchir l'orifice interne; M. le professeur
Laroyenne recommande alors beaucoup d'en faire la
dilatation progressive au moyen des bougies de
Hégar et de porter cette dilatation assez loin pour
que l'on puisse introduire facilement une grosse
curette et faire le curettage de la cavité utérine. En
même temps cette large dilatation permet un écoulement facile des sécrétions utérines.

Il faut être prévenu de quelques accidents pouvant accompagner cette dilatation du col. En premier

lieu, il est parfois difficile de trouver le col au milieu des bourgeons constituant la végétation cancéreuse, dans ces cas il faut faire précéder l'introduction de l'hystéromètre d'un curettage du col jusqu'à ce que l'on arrive sur l'orifice externe. Il peut arriver également que dans les cas de propagation à la vessie et au rectum il se produise des fistules, mais ces accidents seront rares si on fait la dilatation lentement et avec ménagements. Enfin on peut avoir une petite hémorrhagie insignifiante due à la déchirure de quelques vaisseaux du col.

Une fois la dilatation pratiquée, il faut faire un curettage soigneux du col et de la cavité utérine. On se servira pour cela, soit de la curette de Récamier, soit de préférence, de la curette de Sims qui, moins tranchante, exposera moins à des accidents de perforation du côté des organes voisins. Ce curettage devra être énergique surtout au niveau du col, de façon à abraser la plus grande partie du bourgeonnement cancéreux et à pratiquer une large ouverture entre l'utérus et le vagin ; on opérera avec plus de ménagements à l'intérieur de la cavité utérine. On fera suivre le curettage d'une irrigation à l'eau bouillie au moyen de la sonde à double courant de M. le professeur Laroyenne et on essuyera soigneusement le champ opératoire avec un tampon de coton.

Ces opérations préalables une fois pratiquées, il ne reste plus qu'à appliquer le chlorure de zinc sous ses différentes préparations.

S'il existe une vaste cavité utérine, on la tamponnera au moyen de bourdonnets de coton trempés dans une solution de chlorure de zinc à 1/2. Ces tampons de coton seront fortement exprimés et on on remplira la cavité utérine.

Si, au contraire, la cavité utérine est plutôt diminuée de volume que remplie de végétations cancéreuses, il sera préférable d'y introduire un crayon de chlorure de zinc.

Ces crayons de chlorure de zinc se composent d'une partie de chlorure de zinc pour deux ou trois parties de farine de seigle suivant l'action que l'on veut obtenir.

Ce crayon devra toujours être plus court que la cavité utérine, que l'on aura eu soin de mesurer à l'hystéromètre, de façon à être sûr qu'il ne viendra pas se mettre en contact avec l'orifice interne du col surtout dans les cas où le cancer aurait débuté par le corps et n'aurait pas envahi le col. Il est évident que si les deux parties de l'utérus sont prises, on n'aura pas à prendre ces précautions pour placer le crayon. M. le professeur Laroyenne a d'ailleurs fait construire un porte-crayon qui permet de les introduire dans la cavité utérine sans qu'ils soient en contact avec le col (1).

Aussitôt le crayon introduit, on remplit le col avec une mèche de gaze iodoformée, de façon à maintenir le crayon au-dessus de l'orifice utérin. Grâce à ces précautions, et surtout à l'emploi du porte-crayon, on n'aura jamais d'atrésie du col.

Si on a appliqué des tampons caustiques, il faut

(1) REPELIN. — Thèse de Lyon, 1893.

les enlever au bout de cinq à six heures, leur action étant épuisée. Si on a mis un crayon, on n'a pas à s'en occuper car il a dû fondre complétement.

Là cavité utérine étant ainsi traitée, il nous reste à nous occuper du col, mais nous devons faire remarquer auparavant que dans le cas où la lésion cancéreuse a débuté par le col et n'a pas envahi le corps, alors que, néanmoins, les parois du vagin et les ligaments larges sont près, toute cette première partie du traitement devra être supprimée pour s'en tenir uniquement à ce qui va suivre.

On commence d'abord par s'assurer qu'il n'y a aucun suintement au niveau du col curetté, s'il y avait une hémorragie on l'arrèterait en imbibant la surface curettée avec un tampon trempé dans la solution concentrée de chlorure de zinc. Une fois cette précaution prise, on introduit dans le vagin un spéculum plein, d'Ambroise Paré ou de Fergusson, portant à son embouchure extérieure, une tige qui permettra de le fixer à demeure dans le vagin au moyen d'un bandage de corps. Il faudra prendre un spéculum aussi volumineux que les dimensions du vagin pourront le comporter, de façon à être sûr qu'il n'y aura pas d'écoulement de liquide caustique entre le vagin et les parois du spéculum. Il devra être placé de telle sorte que la surface végétante du col soit seule dans son orifice, il faudra donc l'enfoncer aussi profondément que possible, de façon que les parties voisines soient protégées contre l'action du caustique.

On prend alors une rondelle de chlorure de zinc

des dimensions d'une pièce de cinq francs que l'on porte avec une pince sur le col, de façon que ce dernier soit complètement recouvert. On place en arrière de cette rondelle de chlorure de zinc un sachet de bicarbonate de soude, destiné à neutraliser l'excès du caustique qui n'aurait pas été utilisé sur le col, et on remplit ensuite complètement le spéculum avec des tampons de coton.

Il ne reste plus alors qu'à fixer le spéculum à demeure dans le vagin au moyen d'un bandage en T dont on noue les lacs à la tige qui surmonte l'embouchure extérieure du spéculum.

Les suites immédiates de l'opération sont des plus simples. On observe tout d'abord une douleur vive dès que le canquoin a été appliqué, douleur comparée par tous les malades à une brulure intense, mais ces douleurs ne durent que quelques instants, et on les fait disparaitre très facilement au moyen d'une piqûre de morphine, après quoi les malades reposent tranquillement.

Au bout de cinq ou six heures l'action du caustique est à peu près terminée. On enlève alors le spéculum en ayant soin d'oindre avec de la vaseline le pourtour de la vulve, car, vu les grandes dimensions du spéculum on cause toujours une douleur assez vive en l'enlevant. On fait alors une injection pour enlever le surplus du caustique qui aurait pu ne pas être utilisé.

Le plus souvent, en même temps que l'on enlève le spéculum on ne constate pas la moindre hémorrhagie, on voit simplement s'échapper un certain nombre de débris noirâtres provenant de la tumeur. Quant à l'escharre principale, elle tombe du sixième au huitième jour ; au milieu de débris plus petits on voit le plus souvent un gros fragment sphacélé qui correspond à la majeure partie du col dégénéré. A ce moment on constate parfois une légère hémorrhagie, mais le plus souvent il n'y en a pas.

Les malades quittent alors, en général, l'hôpital, et continuent à se faire chez elles des injections au chlorure de zinc à 1/100.

Tel est le traitement employé à la clinique gynécologique. En résumé, il comprend trois temps principaux :

1° Dilatation du col au moyen des bougies de Hégar ;

2° Curettage du col et de la cavité utérine ;

3° Application du canquoin sous ses différentes préparations, suivant les cas.

A la suite de ce traitement, M. le professeur Laroyenne a vu des cancers utérins rester stationnaires pendant six mois, un an et même davantage. Il nous serait facile d'apporter à l'appui de notre dire un grand nombre d'observations, car c'est par centaines que se comptent les malades ainsi traitées dans le service de M. le professeur Laroyenne.

Les hémorrhagies disparaissent, le plus souvent, complètement.

L'hydropyorrhée se réduit à l'état de simples pertes blanches, sans odeur, peu abondantes et ne différant pas sensiblement de la leucorrhée dont tant de femmes sont atteintes.

Les douleurs dues à la rétention de produits septiques dans la cavité utérine n'ont plus de raison d'être puisque par la dilatation, le curettage, la cautérisation on a transformé le col en un vaste orifice faisant largement communiquer l'utérus avec le vagin. Aussi l'on voit l'état général des malades se remonter peu à peu, le sommeil et l'appétit qui avaient disparus depuis longtemps reparaître à nouveau, tellement bien que les malades se croiraient presque guéries, si les douleurs de la généralisation contre laquelle la morphine seule peut quelque chose, ne venaient leur rappeler leur triste situation.

C'est alors seulement que l'on devra s'adresser à la morphine, qui est la ressource ultime que l'on possède dans la dernière période de l'évolution d'un cancer utérin. Rappelons, à ce sujet, que M. le professeur agrégé Condamin a recommandé d'administrer la morphine par la voie rectale, méthode qui présente plusieurs avantages, entr'autres celui de ne pas autant effrayer les malades que les piqûres de morphine, dont un grand nombre de personnes commencent à considérer l'emploi comme une sentence de mort, et comme l'indice qu'elles sont atteintes d'une affection incurable au-dessus des ressources de l'art.

CONCLUSIONS

1° Il existe un certain nombre de signes qui permettent d'établir à peu près sûrement qu'un cancer utérin n'est pas justiciable d'une opération radicale, hystérectomie totale ou hystérectomie partielle.

2° Dans les cas de cancers inopérables, la chirurgie peut encore soulager beaucoup les malades en combattant les trois complications suivantes :

a) Hémorrhagies ;

b) Hydropyorrhée ;

c) Rétention de produits septiques dans la cavité utérine.

3° Le traitement médical est complètement nul.

4° Des nombreuses méthodes de traitement palliatif, celle qui donne les meilleurs résultats est celle qui est employée à la clinique gynécologique et qui a pour but précisément de combattre les trois complications que nous venons de citer :

a) Combattre les hémorrhagies et l'hydropyorrhée par le curettage des fongosités néoplasiques et la cautérisation suivant un manuel opératoire particulier ;

b) Combattre les accidents de rétention par une large dilatation de l'orifice interne.

5° Cette méthode a l'avantage de n'être pas douloureuse, d'être d'une exécution facile et de pouvoir être répétée.

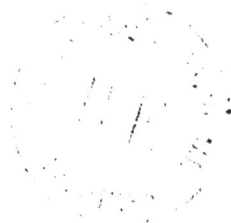

Imprimerie Nouvelle Lyonnaise, rue Sainte Catherine, 3, Lyon.